EMPATÍA

UNA GUÍA PRÁCTICA DE SUPERVIVENCIA PARA
QUE LA PERSONA ALTAMENTE SENSIBLE LOGRE
UNA COMPLETA SANACIÓN EMOCIONAL, FÍSICA Y
ESPIRITUAL

LITA GORDILLO

información contenida en este documento, incluidos, entre otros, - errores, omisiones o inexactitudes.

❀ Creado con Vellum

ÍNDICE

INTRODUCCIÓN

Querido lector, en este libro quiero enseñarte a desarrollar una habilidad que te cambiará la vida para siempre: la empatía... muchos la dan por sentado, otros tantos la subestiman, y algunos otros la desvalorizan constantemente; sin embargo, todo eso ocurre porque muchas personas no conocen los beneficios de esta gran cualidad, no conocen cómo puede ayudarlos, cómo beneficia a los demás, y cómo puede cambiar significativamente tu entorno. Es por todo lo anterior que he creado este maravilloso material para tu ayuda a nivel de crecimiento personal, para que puedas entender qué es verdaderamente la empatía, cuáles son los beneficios que su desarrollo ofrece para todas las personas, y cómo puede ayudarte a que te conviertas en la mejor versión posible de ti mismo.

Para cumplir a cabalidad todo lo que te propongo en el párrafo anterior, abordaremos los siguientes temas: en primer lugar, analizaremos los datos más básicos de la empatía y para eso hablaremos brevemente de la reseña histórica y evolución de la palabra empatía, llegando finalmente a lo que significa la empatía actualmente; de manera adicional, abordaremos el estudio de las neuronas espejo y de su conexión con la empatía. Siguiendo con este análisis de datos básicos, hablaremos del desarrollo de la empatía en el ser humano y abordaremos sus diversas etapas.

Por otra parte, y como tercer tema a estudiar, analizaremos el perfil de las personas que han logrado desarrollar la empatía, y de esta forma veremos cómo son, cómo se comportan, qué habilidades manejan, y cuáles son sus cualidades más resaltantes; en concatenación a ese tema, abordaremos el análisis de las características propias de la empatía y de esta forma ahondaremos en el estudio de algunas características de esta gran habilidad en el ser humano.

Luego de haber analizado todos esos aspectos iniciales, estoy seguro que querrás desarrollar la cualidad de la empatía, por ende, te regalaré varias estrategias que podrás poner en práctica para desarrollar esa habilidad... en total serán 4 sencillas pero significativas estrategias; adicionalmente, te mostraré las 8 formas básicas de la empatía, es decir, las maneras en que la empatía se muestra entre los seres humanos, cómo se expresa, y cómo la puedes poner en práctica de forma cotidiana... en esta sección del material te ofreceré todo necesario para que puedas aprender a desarrollar la habilidad de la empatía.

En concatenación con lo anterior, también te mostraré cómo potenciar la empatía, es decir, después de que has puesto en práctica todo lo anterior y has desarrollado esta habilidad, podrás aprender cómo potenciarla cada día de tu vida, cómo ponerla en práctica siempre, cómo perfeccionarla y cómo no permitir que muera en tu interior; en este sentido, te mostraré 6 pasos esenciales que podrás comenzar a poner en práctica rápidamente y potenciar esta habilidad.

En último lugar, abordaremos el análisis de algunos de los beneficios más relevantes del desarrollo de la empatía... serán 6 beneficios que te motivarán a comenzar ya mismo a desarrollar esta gran habilidad.

¿Qué esperas para convertirte en una persona empática? ¡Mantén una escucha atenta!

DATOS BÁSICOS SOBRE LA EMPATÍA

*A*ntes de abordar el poder de la empatía y las bendiciones que su comprensión y práctica pueden desplegar en el ser humano que la lleva a cabo, es menester comenzar de a poco, es decir, entender primero lo simple para luego analizar lo complejo; en este caso, lo simple son los aspectos básicos sobre la empatía, como, por ejemplo: su significado y su correspondiente evolución, y las neuronas que intervienen en este proceso… es precisamente sobre eso de lo que quiero hablarte en esta primera sección: de los datos básicos y más simples de la empatía, con la finalidad de que podamos crear una base sólida para los análisis posteriores.

¿Quieres descubrir cómo puede beneficiar a tu vida ser una persona empática? ¡Mantente atento!

Reseña histórica y evolución de la palabra empatía.

En vista de que la palabra 'empatía' no significa actualmente lo que significa antes, es importante que tomemos un espacio para abordar el significado antiguo de ese término y cómo ha evolucionado, con el paso de los años, hasta convertirse en el significado que conocemos actualmente.

Lo primero que debemos tomar en consideración es que la palabra empatía nace de la raíz griega Παθεûν ("epathón"). Esta raíz etimológica se descompone a través del prefijo "εν", que significa dentro; adicionalmente, este adjetivo se compone del sufijo "emphatés", que significa afectado, emocionado, apasionado.

En base a lo anterior, uno de los primeros significados de la palabra empatía, cerca del siglo II d.C., fue de dolor o enfermedad, por ende, se decía que las personas tenían empatía cuando sufrían o padecían de alguna dolencia o enfermedad; sin embargo, esta definición fue rechazada por algunos etimologistas, debido a que afirmaban que la palabra sufrimiento realmente no devenía de la raíz etimológica de empatía, y que, por ende, no se compadecía con ese significado.

En otro orden de ideas, la palabra empatía fue adentrándose un poco más al campo de la psicología, pero abordada desde el área de la experiencia estética; concluyendo así que la empatía era la penetración de la persona, en el objeto que observaba, determinando así que la empatía significa lo que las personas experimentaban al ver objetos o expresiones artísticas. Esta definición fue presentada por Theodor Lipps, dentro de la época del romanticismo alemán.

Adicionalmente, y dentro de esa línea de pensamientos, Schopenhauer definió a la empatía, afirmando, en rasgos generales, que era un acto a través del cual una persona infunde, tras contemplar una cosa, sus propios sentimientos en ella, y recibe de la misma sus propiedades e impresiones.

Dos connotaciones con grandes diferencias: la primera explicando dolencias o enfermedades, mientras que la otra se encargaba de definir lo que sucedía cuando la persona observaba una cosa, esto último enmarcado dentro de la psicología, abordando la experiencia estética.

De esta forma podemos observar cómo la empatía ha sufrido una gran transformación, convirtiéndose en lo que es hoy en día; ha pasado por diversas connotaciones, diversos significados, diversos etimólogos que han querido aproximarse a una definición exacta, y diversas gestaciones que han devenido en la definición actual de la misma.

¿Tienes idea de qué tan diferente son esas dos definiciones del significado actual de la empatía? ¡Sigue escuchando!

¿Qué es hoy en día la empatía?

Actualmente, el significado de la palabra 'empatía' no se asemeja a ninguna de las dos definiciones que analizamos con anterioridad, por el contrario, ahora el término 'empatía' significa: la habilidad que poseen determinados individuos de comprender la situación del otro. De esta definición podemos extraer varios datos interesantes:

1. Se trata de una habilidad desarrollada, lo que significa que, para algunos psicólogos, la empatía no nace con las personas, sino que, por el contrario, se desarrolla con el pasar del tiempo y el enfoque que la persona tenga, por ende, está muy relacionada con el nivel de consciencia de la persona.

Algunos afirman que es necesario conocer a la

persona para sentir empatía por ella… a mí me parece que esa es una falacia (una oración cuya redacción tiene sentido pero que es falsa), y lo considero de esta manera porque sí, conocer a otra persona te ayuda a sentir más fácilmente empatía por ella, pero si solo vas a sentir empatía por aquellos a los que conoces, significa que sientes indiferencia por la gran mayoría del mundo… no creo que esa sea la verdadera empatía que debas desarrollar.

1. Una habilidad dual; con esto me refiero a que esta habilidad se puede analizar desde dos puntos de vista: desde una perspectiva cognitiva y desde un punto de vista emocional, por ende, cuando una persona es empática podemos afirmar que tiene la capacidad de comprender al otro desde la realidad de éste, de entender sus emociones, lo que vive, e incluso su perspectiva sobre lo que está viviendo.

2. La empatía se basa en entender el mundo del otro, sin quererlo dominar, sin quererlo controlar ni asemejar al nuestro… simplemente comprenderlo.

3. Como se trata de una habilidad que puede o

no desarrollar el individuo, no todos lo
poseen.

De esta manera podemos afirmar que la empatía es
una habilidad cognitiva y emocional, que puede o no
desarrollarse por la persona, y que, en caso de
desarrollarla, ésta le da la capacidad de poder
comprender el mundo del otro: la situación que vive,
su mentalidad, su perspectiva sobre ese asunto, entre
otros aspectos.

¿Crees que has logrado desarrollar la empatía?, o,
por el contrario, ¿sientes que necesitas un empujón
para poderla desarrollar dentro de ti?

Neuronas espejos y la empatía.

¿Alguna vez te has preguntado por qué lloras cuando
muere tu personaje favorito en una serie de televisión?, ¿por qué te emocionas con el final feliz de una
película?, ¿por qué te molestas cuando el 'malo' ataca
al protagonista? Si alguna vez te has hecho esas
preguntas, he aquí la respuesta: las neuronas espejo.

Las neuronas cubelli o también denominadas como
neuronas espejo, son un tipo de neuronas descu-
biertas por Rizzolatti, un científico de Padua, en el
año 1996. Son uno de los descubrimientos más

recientes e importantes de la neurociencia actual, debido a que a través de ella se pudo conocer porqué las personas podemos comprender a los demás, porque podemos entender en el lenguaje corporal de otros, porqué podemos entender lo que nos trata de decir una persona en un lenguaje diferente, porqué nos identificamos con otros, porqué lloramos el dolor ajeno, y porqué disfrutamos las alegrías de otros.

En este sentido, podemos afirmar que las neuronas espejo provocan que cuando contemples lo que otro hace, seas capaz de verlo como si en realidad te estuvieses contemplando a tu mismo, a tu propia acción refleja, debido a que, las neuronas reflejo te permiten conectarte con ese acto, pensamiento o sentimiento.

Capítulo 2: Desarrollo de la empatía en el ser humano.

Luego de haber conocido los aspectos básicos de la empatía, es importante que abordemos un tema un poco más complejo: el desarrollo de la empatía en el ser humano... analizando temas como: la empatía primitiva, la socialización y la actitud y educación emocional de los padres en el proceso de desarrollo de la empatía de los hijos.

Los seres humanos somos seres sociales: nacemos y nos criamos dentro de una sociedad, vivimos en medio de otras personas y no en el aislamiento, aprendemos y evolucionamos gracias a nuestra interacción con otros seres humanos.

En este sentido, no es de extrañar que la habilidad de la empatía se relacione con otros seres humanos, y que su desarrollo involucre la interacción de otras personas. En esta sección del libro quiero explicarte cómo comienza el proceso de desarrollo de la empatía y cómo se consolida a través de los años. ¡Mantente atento!

La empatía primitiva.

La empatía primitiva es la primera conexión que tiene el ser humano, desde que nace, con la habilidad de la empatía; en este desarrollo, la empatía primitiva abarca varias etapas, cada una con procesos, interacciones diferentes y edades diferentes; este tipo de empatía se caracteriza por ser la primera etapa de desarrollo de esta habilidad en los seres humanos.

El proceso de evolución de la empatía primitiva se divide en las siguientes etapas, según la edad de la persona:

- De 0 a 2-3 meses. Desde que el ser humano nace está en constante interacción con otros, lo que le permite desarrollar la empatía primitiva no intencional; por ejemplo, la mimetización.

- Desde los 2-3 meses hasta los 7-8 meses. Luego de la etapa no intencional, comienza la etapa de la empatía primitiva intencional, y es denominada de esta manera porque tanto los bebés como los padres comienza a provocar y compartir los "afectos", que, en el caso de los bebés, serán los que han podido aprender y desarrollar hasta ese momento; por ejemplo, cuando el bebé comienza a imitar los gestos y las vocalizaciones de los padres o personas allegadas.

- Desde los 7-8 meses hasta, aproximadamente, el primer año. A partir de este tiempo el bebé comienza a recordar situaciones empáticas primitivas (de las que hablamos en las etapas anteriores); en este punto se comienzan a imitar y a desarrollar gestos, movimientos y sonidos, que acompañan al acercamiento.

Es importante resaltar que la empatía primitiva se

caracteriza por ser un "contagio emocional", debido a que se trata de conductas irreflexivas, y, por ende, se basan en la imitación.

Podemos observar que estos primeros contactos del ser humano con la empatía pueden resultar muy "básicos", o "simples", sin embargo, son demasiado importantes, debido a que se encargan de sentar las bases para el desarrollo de la empatía en sus otras etapas, así como también, de las conductas que el niño seguirá imitando, aprendiendo y desarrollando.

Luego de esa etapa primitiva comienza la empatía simbólica, donde el niño comienza a asociar ciertas situaciones, movimientos, sonidos, y cualquier clase de símbolo en general, con un sentimiento o afecto en específico; desarrollando también, de esa manera, el lenguaje oral y corporal.

Socialización: mecanismo para profundizar la capacidad de ser empático.

La socialización es un proceso a través del cual una persona se interrelaciona con otros, y a medida que lo hace aprende y crea su propia experiencia con los demás, adquiriendo, a su vez, aptitudes, cualidades y conocimientos que le permitirán desarrollar habilidades sociales para desenvolverse sana y armónicamente en la sociedad en que vive.

Los seres humanos comienzan el proceso de socialización desde que son bebés, en el seno del hogar, luego experimentan otro ambiente: el colegio, y así sucesivamente; tras cada experiencia que ese bebé o niño vive, va imitando, aprendiendo, fijando en su memoria y desarrollando las actitudes que va reconociendo y experimentando en ese proceso de socialización.

Ahora bien, como pudimos analizar anteriormente, la empatía primitiva comienza a desarrollarse desde muy temprana edad, por ende, inicia en casa, así mismo es el proceso de socialización: la primera interrelación tiene lugar en el hogar; son esas primeras conexiones con otros seres humanos las que provocan que el niño aprenda cómo se comportará en un futuro con los demás, son los padres a través de su modelo de vida quienes educan al niño en su comportamiento, son sus maestros quienes a través de sus lecciones y acompañamiento enseñan al niño cómo relacionarse con otros, son los compañeros de clases (u otros niños de edades contemporáneas) quienes representan esa verdadera primera conexión con otros niños de la misma edad.

Debemos tomar en consideración que la empatía no es una habilidad innata, por ende, los padres, familiares allegados, y maestros, deben ayudar e instruir al niño para que aprenda a reconocer y desarrollar la empatía, así como orientar a los niños en cómo deben comportarse, y qué pueden aprender de un conflicto con otro niño, lo cual, por supuesto, es completamente sano y normal.

Desde todos esos espacios se propicia el desarrollo de la empatía.

Actitud y educación emocional de los padres: clave importante para la empatía.

Dentro de las secciones anteriores pudimos observar que la etapa primitiva de la empatía se desarrolla con la ayuda de los padres y familiares; de igual manera, en la etapa de socialización, el primer contacto que tiene el bebé con otro ser humano es con sus padres o familiares... de esta manera podemos observar la importancia de los padres en el desarrollo de la empatía.

El primer ambiente que conoce y en el que comienza a desarrollarse el bebé, luego de ser dado a luz, es el hogar, junto a sus padres, hermanos, y en ocasiones también junto a otros familiares... este es el primer espacio en el que el bebé aprende, se desenvuelve, se desarrolla, imita, fija patrones, recibe afectos, e interactúa con otros seres humanos, de ahí la importancia del hogar y de las personas que lo conforman.

El modelo que representan los padres, su actitud, su inteligencia emocional, y las expresiones de afecto, son lo primero que aprenden los niños a través de la imitación, son lo primero que aprenden a reconocer, a copiar, a fijar en su memoria y a repetir en el futuro… con el paso del tiempo esas actitudes y comportamientos pueden ser absorbidas por el niño y empezar a actuar en consecuencia, es por esto que no es raro ver a papás que se gritan constantemente y ver a niños malcriados, irrespetuosos y que lloran por todo.

Los hijos son el reflejo de los padres, debido a que los niños se encargan de ver y copiar las actitudes, más que de escuchar y poner en práctica.

Muéstrale a tu hijo un modelo de empatía y así podrá ser una persona empática.

PERFIL DE LAS PERSONAS EMPÁTICAS

*L*uego de analizar los aspectos más básicos de la empatía, como lo fue su significado, evolución etimológica, las neuronas espejo y su desarrollo en el ser humano, es momento de avanzar al abordaje de las expresiones de la empatía en las personas, es decir, cómo se comporta una persona que ha desarrollado la habilidad de la empatía.

En esta sección quiero hablarte del perfil de una persona empática, qué características tiene, cómo se comporta, cómo es su mentalidad, y básicamente cómo es la expresión de la empatía en el comportamiento de una persona y sus interacciones con otros.

Son altamente sensibles.

La sensibilidad de una persona empática podemos medirla a través de dos aspectos: en primer lugar, que es capaz de reconocer, a través de sus sentidos, los sentimientos de los demás, cómo se sienten ante determinadas circunstancias o cuál es su percepción de cierta situación; adicionalmente, la sensibilidad de la persona empática se materializa porque es capaz de emocionarse o sensibilizarse por determinadas situaciones o circunstancias.

Son capaces de reconocer y tratar las emociones de otras personas.

La persona empática tiene la habilidad de reconocer las emociones de los demás, pero, además de poder reconocerlas, es también capaz de aprender a lidiar con ellas, de saber tratar a la persona que la vive, de entender por lo que la otra persona está pasando desde sus propios zapatos, de comprender la realidad de los demás, su entorno, sus problemas, y si es posible darles una percepción nueva, fresca, diferente y positiva del problema que le aqueja, con la finalidad de que puedan encontrar nuevas ópticas para gestionar eficientemente sus problemas y emociones.

Son altamente intuitivos.

Tienen la habilidad de reconocer y entender, de una forma clara, los sentimientos, actitudes y emociones de los demás sin la necesidad de la utilización de la razón.

Requieren de tiempo a solas.

Cuando la persona empática no tiene la suficiente inteligencia emocional como para no dejarse abrumar por los sentimientos y situaciones negativas de los otros, necesita tomarse un tiempo a solas que le ayude a volver a alcanzar la paz, la serenidad y la armonía.

Particularmente considero que las personas que tienen inteligencia emocional y que son empáticas, no necesariamente llevan consigo esta característica, debido a que ser empático no es lo mismo a dejarse abrumar por las emociones y sentimientos de las demás, por el contrario, una persona que es empática entiende al otro, pero sin tomar para sí los sentimientos ajenos.

Suelen sentirse abrumados en las relaciones íntimas.

En concatenación con la característica anterior, algunas personas que son empáticas se sienten abrumadas por las relaciones muy personales, debido a que sienten temor de perder su individualidad y su identidad; sin embargo, y una vez más afirmo, que cuando la persona empática no sabe establecer límites entre los sentimientos y las realidades ajenas y las suyas propias, es porque algo falla en su inteligencia emocional, más no por ser empático.

Cuando eres una persona muy sensible es más fácil sentirte abrumado en las relaciones íntimas y requerir tiempo a solas, sin embargo, debes trabajar en tu inteligencia emocional y en los límites sanos, para que así puedas obtener todos los beneficios de practicar la empática sin la necesidad de absorber los aspectos negativos.

Se reabastecen de la naturaleza.

La naturaleza los ayuda a liberar sus cargas, su negatividad, las vibraciones tóxicas, y a su vez les permite restaurarse y nutrirse de su esplendor.

Son de gran corazón.

Con esta característica me refiero a que las personas empáticas, en virtud de su habilidad para entender los sentimientos de otros, son capaces de comprender las emociones y realidades ajenas, de actuar de una manera correcta, de mostrarle al otro que se siente aquejado por una situación otra perspectiva más positiva.

Las personas empáticas pueden entender cómo se sienten los demás y cómo podrían sentirse por las conductas que ellos lleven a cabo, y esto los ayuda a tener una visión y un panorama más amplio de las consecuencias de sus acciones, lo que los ayuda a tomar las decisiones correctas, en su beneficio y evitando lastimar a otros.

Valoran la curiosidad.

Las personas empáticas consideran que no hay mejorar manera para conectar con otros que ¡haciendo preguntas!, rompiendo así el paradigma de que preguntar mucho es malo. En este sentido, no es que las personas empáticas sean imprudentes, claramente conocen que algunas preguntas necesitan un cierto grado de confianza para poder hacerse, pero sí creen en las conexiones reales, honestas y sanas, por ende, valoran la curiosidad y la promueven para crear vínculos significativos y sinceros con otros.

Toma esta característica para ti y comienza a interrelacionarte con los demás al preguntarles sobre sus metas, intereses, hobbies, sueños, entre muchos otros aspectos.

Ponen sus opiniones a prueba.

Como las personas empáticas pueden asimilar y comprender las emociones y realidades de los demás, también son personas abiertas en cuanto a sus opiniones y perspectivas de vida, por ende, son personas flexibles y no buscan imponer su opinión por sobre la de los demás; de esta manera, ponen a prueba sus opiniones y no se cierran a escuchar perspectivas que sean diferentes a las suyas, por el contrario, se detienen a escuchar lo que otros tienen para decir, debido a que son conscientes de que no tienen la verdad en sus manos, así como de que no existe una verdad absoluta.

Se caracterizan en estos ambientes por escuchar, preguntar, analizar y cuestionar.

Buscan soluciones en vez de problemas.

Hoy en día muchas personas que no tienen inteligencia emocional se enfocan en lo negativo que cada situación trae consigo, sin embargo, cuando una persona ha logrado desarrollar la inteligencia emocional comienza a enfocarse en lo positivo en vez de lo negativo; adicionalmente, si se trata de una persona empática, buscará, además de lo positivo, que la solución al problema o la circunstancia sea beneficiosa para todos los involucrados, debido a que tomará en consideración y respetará su propio punto de vista, así como el de los demás, y de esta manera perseguirá una solución que sea armoniosa para todos los intereses presentes.

¿Qué esperas para aprender a desarrollar tu empatía y tener todas esas características?; ¿qué esperas para ser una mejor persona?; ¿qué esperas para desarrollar la inteligencia emocional y la empatía?; ¿qué esperas para ser tú quien dirija tu vida y tus emociones?; ¿qué esperas para ser la mejor versión posible de ti mismo?

Es hora de tomar las riendas de tu vida y convertirte en el capitán de tus sentimientos, de tu vida, y de tu destino, a través del desarrollo de habilidades tan importantes como lo son la inteligencia emocional y la empatía.

3

CARACTERÍSTICAS DE LA EMPATÍA

*L*uego de analizar el perfil de las personas empáticas, es momento de disponernos a analizar las características propias de la empatía, la cual, hemos afirmado, es una habilidad que pueden desarrollar los seres humanos y que, al hacerlo, ésta les permite entender y comprender los sentimientos, emociones y realidades de otras personas desde su propia mentalidad.

Ahora bien, ¿conoces exactamente cuáles son las características de eso concepto que acabamos de mencionar?; ¿verdaderamente conoces las características y virtudes de la empatía? Son exactamente a esas preguntas a las que quiero darle respuesta en esta sección y por supuesto, con el objetivo de ayudarte a conocer un poco más sobre lo que es la empatía y cómo puedes desarrollarla... ¡mantente atento!

Elevada sensibilidad social.

La sensibilidad se traduce en poder comprender lo que vive el otro, poder entenderlo y poder comprender su realidad de vida; adicionalmente, la sensibilidad también puede traducirse en conmoverse por la situación del prójimo, por el amor, por la tristeza, por la compasión... la empatía cubre ambos aspectos, debido a que se trata de una habilidad cognitiva y emocional que le permite a la persona que la ha desarrollado entender la realidad de otro ser humano y al mismo tiempo conmoverse con ella, pero teniendo la suficiente inteligencia emocional para no permitir que la situación o las emociones negativa del otro lo abrumen o lo consuman.

La empatía representa verdaderamente una elevada sensibilidad social, debido a que, es una habilidad que consiste en que el ser humano puede entender, conmoverse, e incluso ofrecer ayuda, a otras personas que se ven afectadas por una situación negativa o por su propia realidad de vida, sin la necesidad de conocerlo a profundidad o ser amigos íntimos.

El poder observar una circunstancia injusta, el poder entender una situación negativa, y el poder actuar con inteligencia y ganas de ayudar en ambos casos, es una clara muestra de empatía en el ser humano.

Capacidad de captar la comunicación no verbal de los demás.

La empatía es una capacidad cognitiva, por ende, consiste en utilizar las conexiones mentales y las habilidades cognitivas como el análisis y la comprensión, para entender las situaciones que vive la otra persona, sin embargo, no solo se trata de entender lo que el otro dice o cuenta a otros, sino que la empatía también lleva consigo que la persona que la desarrolle sea capaz de entender los gestos y en general el lenguaje no verbal de los seres humanos a su alrededor; no se trata de que para ser empático debes aprender a leer la mente, ¡no!, se trata de que aprendas a descifrar algunas características del lenguaje no verbal que demuestran emociones.

Todo lo anterior se debe a una de las funciones de las emociones: la función social, debido a que a través de ésta podemos determinar cómo se sienten otras personas, y adicionalmente, que los demás sepan cómo nos sentimos nosotros... de esta manera debemos afirmar que la empatía nos ayuda a observar de una mejor forma lo que el otro está pensando, sintiendo, y viviendo a partir de las emociones que refleja a través del lenguaje no verbal.

Conocimiento para dar feedback social.

Feedback hace referencia a la recepción de un mensaje y el envío de una respuesta ajustada a ese mensaje. Si manejamos esa definición inicial y la adaptamos a la empatía, podemos afirmar que una de las características de ésta habilidad social, es que permite que las personas que la desarrollen aprendan de lo que sucede en su entorno, las circunstancias que viven otras personas en el mundo, de las realidades de personas allegadas, y poder ajustar su respuesta a ese mensaje recibido.

"El conocimiento es poder" y en este caso no es la excepción... en la empatía el conocimiento sobre la realidad de otro y de las circunstancias de vida en general, le permiten a la persona poder responder de una mejor manera a lo que está sucediendo.

Un caso que me parece muy común en esto, es que las personas en muchas ocasiones nos adelantamos a juzgar a otros, a criticarlo, e incluso a señalarlo; sin embargo, luego de conocer su realidad de vida, la percepción que tenemos construida sobre esa persona puede derrumbarse o cambiar... esta es una característica esencial de la empatía: abre las puertas del conocimiento y entendimiento a los demás para que podamos cambiar nuestra respuesta social, nuestras percepciones, nuestras formas de ver la vida.

Respeto hacia los sentimientos y conductas de otros.

Al tener sensibilidad social, al poder captar lo que otras personas muestran a través de su lenguaje verbal y no verbal, luego de conocer la realidad de otros, solo queda 1 consecuencia lógica y que su vez representa un aspecto clave en la empatía: el respeto.

El respeto se traduce en poder tratar con amabilidad a todos los seres humanos, incluso y especialmente a aquellos que no comparten nuestras opiniones; el respeto es saber decir: no estoy de acuerdo contigo, pero entiendo que es tu vida, tu mentalidad y tu forma de ser y por eso acepto que seas así o que pienses de esa forma; el respeto es aceptar al otro, su individualidad, su identidad y su manera de ver la vida.

En este sentido, una de las características principales

de la empatía es que promueve el respeto entre los seres humanos, promueve que todos nos aceptemos como somos pero que cada uno siempre luche por ser la mejor versión posible de sí mismo, promueve que todos podamos entender nuestras realidad y percepciones de la vida, y que ante los problemas trabajemos unidos para solucionarlos.

Habilidad para escuchar.

Una de las formas en que se traduce la empatía, que es una vía necesaria para que pueda materializarse en la realidad, y que se corresponde con una característica esencial de la misma, es la habilidad de escuchar.

Escuchar significa atender con interés a lo que el otro está diciendo, no interrumpirlo, esperar que termine de desahogarse o de contar toda su historia, y hacerle ver que realmente estás prestando toda tu atención a su causa... la empatía promueve la escucha atenta, promueve que los seres humanos nos escuchemos los unos a los otros de una forma real y que seamos capaces de entender lo que nos dice desde su propia realidad de vida, pero sin dejar que nos abrume o nos absorba, con la finalidad de que, al final, seamos capaces de entenderle y de brindarle una perspectiva nueva, fresca y más positiva sobre su realidad.

Muchas personas que en vez de empatía sienten indiferencia, no se detienen a escuchar, si eres uno de ellos atrévete a cambiar, valora la realidad de otros, valora su tiempo negativo, y valora tu capacidad de ayudar así sea con una buena recomendación o con un abrazo sincero.

4

CONSEJOS PARA DESARROLLAR EMPATÍA

¿*E*stás listo para ser una persona empática?; ¿ya conoces el perfil de una persona que ha desarrollado la empatía y quieres tú también desarrollar esas virtudes?; ¿conoces verdaderamente todas las características de la empatía y estas fascinado con ellas?; ¿estás preparado para convertirte en la mejor versión posible de ti mismo?

Si tus respuestas fueron un rotundo ¡sí!, a cada una de esas preguntas, es momento de que estés súper atento en esta sección, debido a que te mostraré algunas recomendaciones que te ayudarán a desarrollar la empatía y a hacer tuyas todas las virtudes que circunscriben a esa maravillosa habilidad.

¿Estás preparado? ¡Mantente atento!

Aprende a escuchar lo que los demás te dicen sin palabras.

La empatía significa la habilidad de poder entender y comprender lo que la otra persona siente y vive... pero, ¿qué sucede si esa persona no te lo cuenta?, ¿ahora tienes que aprender a leer mentes?

Siempre la mejor comunicación es la que se hace de forma verbal, de una forma clara, honesta y transparente, sin embargo, no todas las personas se comunican de esa manera, ni a muchas se les hace sencillo comunicarse así, porque sienten desconfianza en ellos mismos, porque sienten temor o cualquier otra emoción negativa que les impida comunicarse de una forma asertiva... para estos casos te tengo una solución que te permitirá, aunque no te lo cuenten directamente, entender lo que la otra persona está viviendo: observar y entender su lenguaje corporal.

El lenguaje corporal es una de las formas a través de las cuales los seres humanos nos comunicamos, esta vez no es mediante palabras habladas o escritas, sino mediante un lenguaje más simbólico, es decir, a través del cuerpo humano: de las manos, de la postura de la cabeza, del movimiento de los brazos, de los gestos con la cara, de la posición que acojamos estando de pie o sentados y, en fin, todo lo que hagamos a través de nuestro cuerpo.

En algunas ocasiones es sencillo descifrar el mensaje que nos transmite que nos envía otra persona con su cuerpo, podemos observar que está enojado, que está triste o alegre, sin embargo, en otras circunstancias nos resulta más complicado... es por eso que te dejo algunos gestos comunes y su significado:

- Sujetar con una mano a la otra por la espalda. Este gesto demuestra frustración o un intento de disimular el nerviosismo, por ende, mediante la toma de una mano por la espalda la persona está tratando de controlarse a sí misma.
- Utilizar un brazo para sujetar al otro por delante del cuerpo. Este gesto, expresa falta de confianza en sí mismo, por ende, la persona que lo lleva a cabo porque necesita sentirse abrazada.
- Sonrisa tensa y labios apretados. Este gesto tan sencillo significa que la persona no desea compartir sus emociones con el otro, a su vez, representa una señal de rechazo.
- Mirar hacia los lados durante una

conversión. Este movimiento de la cabeza o incluso simplemente de los ojos, es una forma de expresar aburrimiento, debido a que de forma inconsciente esa persona está buscando vías de escape visuales.

Recuerda no sacar conclusiones de una sola expresión o gesto, debes unir varios para tener una conclusión del lenguaje que transmite la otra persona; también es importante que entiendas el lenguaje corporal de la persona de acuerdo al entorno, al ambiente o a sus propias condiciones de vida, por ejemplo, puede que una cierta postura signifique algo pero que la persona esté acostumbrada a hacerla de forma mecánica y que haya perdido para él su significado real. Lo importante es que te mantengas atento y con la mente abierta.

La técnica de las tres columnas.

Es un método utilizado en la psicología para ayudar a las personas a detectar, en su día a día, pensamientos irreales que le causen problemas consigo mismo o conflictos con los demás, con la finalidad de obtener conclusiones que ayuden, a las personas que la llevan a cabo, a entender de una mejor manera a sí mismos y a todas las personas involucradas.

La técnica de las tres columnas consiste en elaborar en una hoja blanca 3 columnas con contengan estos aspectos:

- Autoafirmación. Consiste en identificar el pensamiento que creó la emoción; no hace falta escribir un discurso, con una breve oración es suficiente. Es importante tomar en cuenta que al principio hacer esto puede ser complicado, sin embargo, con la práctica se hace más fácil.
- Distorsión. Identificar y reconocer qué pensamientos irreales están distorsionando la realidad. Existen guías internet de este tipo de pensamientos que pueden ayudarte a identificarlo de una mejor manera.
- Refutación. Básate en la lógica para construir argumentos racionales que derrumben el pensamiento distorsionado.

Al aplicar esta técnica serás capaz de mejorar tu relación contigo mismo y con lo demás y así desarrollar la empatía.

Practica la escucha activa.

Así como lo explicamos en otras secciones de este

material, el escuchar a otras personas es un aspecto clave de la empatía, debido a que nos permite entrar en el mundo del otro, desde su realidad, desde sus pensamientos, desde su mentalidad… en esta parte analizamos el escuchar como una forma para desarrollar la empatía, debido a que escuchar con atención a otros, regalarles tu tiempo para que se desahoguen, y a su vez buscar entenderlos, te ayudará a desarrollar la empatía de una forma más sencilla.

Siempre busca escuchar desde el punto de vista de la persona que se está desahogando, desde su realidad y desde su perspectiva de vida, pero cuídate de dos cosas: en primer lugar, por más activa que sea tu escucha nunca permitas que la realidad del otro o sus sentimientos te abrumen y te enceguezcan; y, en segundo lugar, siempre conserva tu individualidad y tu identidad… en este aspecto es esencial para que le puedas brindar a la otra persona una perspectiva más positiva de su realidad.

Aprende a recoger y devolver la emoción al otro.

Esta sección se basa en que, como parte de lo que hablábamos en el título anterior una de las recomendaciones para ser útiles en esta vida y para ser empáticos, es que aprendas a recoger la emoción que se encuentra dentro de esa persona que te habla o que ha acudido a ti, y que seas capaz de devolverle una emoción siempre más positiva y más alegre de la que hayas recibido... te aseguro que de esta manera tu vida será más feliz porque te llenarás de vibras positivas y ayudarás a una persona que lo necesita y más si trata de que te está mostrando una emoción negativa.

5

LAS 8 FORMAS BÁSICAS DE LA EMPATÍA

*E*n esta sección quiero proveerte de las 7 formas esenciales a través de las cuales puedes poner en práctica día a día la empatía, ateniéndote a ti, a los demás, respetando tu mentalidad, tu ser y tu individualidad, pero buscando entender y comprender la mentalidad de los otros, e incluso buscando ofrecerles una perspectiva de vida nueva, fresca, y más positiva que la que pueden tener en la actualidad.

Las 7 formas básicas de la empatía se centran en lo que puedes hacer tú para efectivamente ser una persona empática… ya no se trata de aplicar técnicas para desarrollar la empatía sino de emplear en la realidad métodos en los cuales puedas expresar y hacer visible la empatía que has desarrollado, y de esta forma poder entender y comprender a otros, e incluso, en algunas oportunidades, ayudarlos a ser personas más sanas.

Conocer el estado interno de la otra persona, incluyendo sus pensamientos y sentimientos.

Esta es la primera forma básica en la que se expresa la empatía, en reconocer y aprender del estado interno de otras personas; con esto no me refiero a que siempre tengamos que estar al pendiente de lo que otros piensan (no hay que ser entrometidos), ni que debemos intentar leer la mente o el lenguaje corporal de las personas a nuestro alrededor a cada rato; con esta forma básica de la empatía me refiero a que debemos comenzar a considerar que la curiosidad es algo bueno… sentir curiosidad por lo que el otro siente o piensa es algo bueno, es ser considerado, es ser amable, es tomar las acciones para crear vínculos sanos y honestos con otras personas, claro, siempre tomando en cuenta los limites sanos que deben respetarse, y los estándares de confianza establecidos en la sociedad.

Aprende a sentirte sanamente curioso por cómo se sienten y cómo piensan las personas a tu alrededor.

La imitación motriz y neuronal.

La imitación dentro de la empatía podemos verla desde los inicios más primitivos hasta las formas más evolucionadas de la misma; en este caso, quiero hacerte ver que una de las formas básicas en las que se expresa la empatía es a través de la imitación, de imitar lo que otro hace y aprender, y de imitar lo que el otro piensa y aprender de ello también. Una de las formas en las que se presenta la imitación dentro de la empatía es en poder sentir en tu propia piel, lo que la otra persona está experimentando, pensar lo que piensa, sentir lo que siente, no con la finalidad de perder tu identidad e individualidad, sino como un ejercicio para comprender de una mejor manera lo que la otra persona está viviendo.

La resonancia emocional.

La ley de la resonancia afirma que cada uno de los seres humanos emite una vibración, y que, de acuerdo a ella, atraemos cosas, personas, acontecimientos, oportunidades y momentos, que responden a nuestras verdaderas emociones. Debemos tomar en cuenta que la ley de la resonancia no es igual a la ley de la atracción, debido a que esta última se basa en que las personas atraen lo que sienten y piensan, en cambio, la ley de la resonancia afirma que las personas atraen lo que vibran.

Algunas técnicas que te pueden ayudar a elevar tu vibración son:

- Tener una autoestima sana y actuar en consecuencia.
- Practicar la crítica constructiva contigo mismo, de una forma amable y honesta, con la finalidad de que siempre puedas seguir avanzando y convertirte en tu mejor versión.
- Llenar tu vida de amor, armonía, tolerancia, compasión, agradecimiento, serenidad, pasión y fe.
- Ten un motivador interno que te ayude a siempre tener un estado de ánimo óptimo.

Proyectarse intuitivamente en la situación de la otra persona.

Esta es una de las formas más vívidas de la empatía, debido a que acarrea que tú como ser humano te separes de tu cuerpo físico y que tu ser interno se ubique en el lugar de la otra persona, tomando su realidad, su vida, sus situaciones, sus circunstancias, sus momentos y oportunidades, con la finalidad de que tú, en tu ser interno, puedas sentir la experiencia que vive la otra persona, pero deteniéndote antes de imaginar lo que el otro siente.

Crear una representación muy clara de los sentimientos de la otra persona.

Esta forma de la empatía tiene bastante que ver con la forma anterior, debido a que, después de imaginarte en la posición de esa otra persona desde su realidad de vida, vas a tener la oportunidad de crear la representación de lo que siente, a partir de lo que te dice, de su lenguaje corporal, de lo mucho o poco que conozcas a esa personas, y siempre debemos tener en mente ayudar al otro desde estas representaciones... uno de los beneficios de llevarlas a cabo es que nos van a ayudar, además de entender mejor a esa persona, a brindarle una perspectiva más amplia, completa, y positiva de su situación.

Imaginar lo que sentiríamos si estuviésemos en el lugar de la otra persona.

En esta oportunidad no se trata de una proyección completa como la que explicamos anteriormente, sino de imaginarnos a nosotros mismos viviendo lo mismo que vive el otro, es decir, imaginar que nos ocurre la misma situación, pero con nuestras propias características, nuestras propias metas y aspiraciones, nuestro carácter, nuestra mentalidad y nuestra forma única de ver al mundo.

Sufrimiento.

Si chocarte con el sufrimiento de otro te genera un sufrimiento personal, debes concentrarte y dirigir tu atención hacia esa persona, a su realidad y su sufrimiento, encontrando las formas de expresar bondad y amor.

Amabilidad.

La octava y última forma básica de la empatía se basa en ser consciente (o buscar serlo) de la situación de los demás, de sus necesidades y de su realidad, resaltando los aspectos negativos, con la finalidad de asumir una actitud activa que le aporte consuelo y remedio a su sufrimiento.

6

PASOS PARA POTENCIAR LA EMPATÍA

*S*i ya has logrado desarrollar la empatía, si ya has logrado incluirla en tu vida y en tu forma de actuar, si ya has logrado ser una persona empática... ahora ¿qué puedes hacer para nunca dejar de serlo?, ¿qué puede hacer para siempre seguirla desarrollando?, ¿qué puedes hacer para potenciarla?

Paso #1: Modifica tu entorno.

Es importante que desde este momento tu vida exterior comience a compaginar con tu vida interior, es decir, que tus relaciones, tus espacios, tu físico, y hasta tus formas de expresarte y moverte evoquen y sean un fiel reflejo de tu vida interior, de lo que has cultiva adentro de ti, de tu mentalidad, de tu forma de ver la vida, de tus habilidades y talentos, y ahora también de la empatía que has desarrollado.

Una de las formas más prácticas de modificar tu entorno es modificando las relaciones que te rodean, sean con familiares o amigos... la forma de modificarlas no es, en primera instancia, alejándote, sino ¡contagiándolos!, contágiales tus vibras positivas, contágiales tu empatía y todos los beneficios que ha traído a tu vida.

Paso #2: Establece relaciones basadas en el amor y la tolerancia.

Los seres humanos pocas veces nos damos cuenta de las influencias que recibimos del exterior, y esto es un grave error, debido a que literalmente cualquier cosa puede influenciarnos: las series de televisión, las películas, las noticias, las redes sociales, las figuras públicas, la música y, por supuesto, otras personas; que esas cosas o situaciones influyan en nosotros no quiere decir que son negativas, por el contrario, pueden ser positivas o negativas, de ahí la importancia de cuidar lo que entra a nuestra mente.

Es imposible estar 100% concentrado en aquello que nos influencia o no, debido a que hay cosas y situaciones que nos influencian sin nosotros darnos cuenta, sin embargo, es importante que comencemos a elevar nuestra consciencia sobre este asunto y una de las formas para hacerlo es cuidando a las personas que escogemos para que estén a nuestro alrededor, es decir, cuidando de que sean buenas personas, que compaginen con nuestros valores de vida, que sumen cosas positivas en vez de restarlas.

Las personas que son "buenas" influencias, o que te influencian de forma positiva, se caracterizan por lo siguiente:

1. Te ayudan a crecer de forma integral.
2. Te motivan a seguir adelante a pesar de las adversidades.
3. No te incitan a realizar actividades dañinas para tu vida y tu salud.
4. Te regalan conocimientos nuevos.
5. Están para ti en los buenos y los malos momentos.
6. Te contagian de alegría, vibras positivas, felicidad, entusiasmo, paz y armonía.
7. Te impulsan a alcanzar todas tus metas y sueños.
8. Te muestran que el verdadero valor de la vida no está en lo material sino en aquello que exalta verdaderamente a tu alma.

9. Te ayudan a consolidar valores positivos.
10. Puedes tener con ellos una relación honesta, real y equilibrada.

Paso #3: Vive sin prisas y cultiva la escucha interior (Meditación, conciencia corporal y respiración).

La sociedad actual nos invita (o nos empuja) a vivir de una manera acelerada, llenos de estrés, de ansiedad, de consumismo, y de desvalorizar constantemente lo que es realmente importante, por ende, muchas veces vivimos frustrados, llenos de tristezas y de cargas innecesarias… en este momento quiero invitarte a ver de otra manera la vida, a dejar el estrés atrás, a olvidarte de la ansiedad y a vivir una vida sin prisa.

Muchas de las enfermedades que nos consumen días tras días son producto de nuestra forma de vivir, de estar acelerados, de ser adictos al trabajo, de estar pegados al teléfono las 24 horas del día, de consumir comida poco saludable, de vivir a toda prisa… y es que no hay nada más sencillo de entender que esto: el estrés enferma y mata.

En base a todo lo anterior, quiero invitarte a vivir sin prisas y a convertirte en tu mejor amigo y liado;

la forma en la que puedes hacer esto es a través de prácticas como: la meditación, las visualizaciones positivas, las afirmaciones, los ejercicios de respiración controlada.

Paso #4: Mejora tu diálogo interno.

¿Con quién hablas más?; ¿a quién le cuentas más comúnmente lo que te sucede?; ¿quién es la persona con la que más te comunicas?

Es común que a esas preguntas les demos una respuesta que involucre a otra persona: mamá, papá, hermanos, amigos, primos, tíos... y un millón de opciones más, pero todas involucran a un tercero.

¡Eso es común, pero no es lo correcto!

La verdadera respuesta es que la persona con quien más hablas es contigo mismo, a quien más le cuentas lo que le sucede es a ti, con quien nunca te desconectas y a quien nunca ignoras es a ti mismo, por ende, es importante que mejores y profundices la relación contigo mismo, que cambies tu diálogo interno, que comiences a tratarte bien, a confiar en ti, a dejar de menospreciarte, y en definitiva a amarte más.

¿Cuántas veces te has dicho: 'eres un tonto', 'no

sirves para nada', 'que feo eres'?, ¿cuántas veces has hablado contigo mismo subestimándote o desvalorándote a ti mismo? Estoy seguro que muchas veces... ahora es momento de enfrentarte con una gran pregunta: ¿serías amigo de una persona que te hable como tú lo haces a ti mismo? Si la respuesta es un 'no', es importante que comiences a ser más consciente de lo que te dices a ti mismo, y que comiences a cambiar tu dialogo interno.

Paso #5: Vive sin prejuicios.

Hay algo que los seres humanos no hemos terminado de comprender aún: los prejuicios nos atan a nosotros mismos, nos limitan, le colocan cadenas a nuestra mente.

Muchas veces creemos que pensar de cierta manera, que comportarse de determinada forma, e incluso que tener cierto trabajo o estar vinculados con determinadas personas es lo 'correcto, es lo que debe hacerse y no hay otra manera... ¡no hay nada más erróneo!; la verdad es que para poder crecer de forma integral debemos ser conscientes que los prejuicios que tenemos sobre nosotros mismos y sobre otras personas, que si debemos casarnos antes de los 30, que si debemos tener 2 hijos, que si debemos tener cierto trabajo para considerarnos exitosos, que si no podemos permitirnos fallar en nada, y para usted de contar...

Todos los prejuicios funcionan como cadenas, envuelven nuestra mente y no le permiten que se expanda, que crezca, que evolucione; por ende, debemos aprender a arrancar los prejuicios de nuestro sistema, a destruirlos y a dejar de ser prisioneros de ellos.

Paso #6: Recréate en la naturaleza.

La naturaleza nos recarga de energías, nos ayuda a alcanzar la paz, la serenidad, a sentirnos libres y en armonía con nosotros mismos, por ende, debemos ser capaces de aprovechar cada espacio de tiempo que tengamos para invertirlo en entretenimiento en la naturaleza, dejar los televisores atrás, desconectarte de los teléfonos y de los demás aparatos electrónicos y conectarte con la naturaleza.

Te recomiendo que tomes algunas horas de tu semana para invertirlas en ti mismo pasando tiempo en la naturaleza, una simple caminata puede bastar para recargarte de vibras positivas, para disminuir el estrés, para respirar aire fresco y poder superar la ansiedad.

Imagínate estar al aire libre, con mucho verde a tu

alrededor, con aire limpio y olores frescos entrando por tu nariz, con el sonido de los pájaros arrullando tu caminar y con un cielo azul y nubes blancas como la nieve dándote los buenos días... ¿no te parece espectacular?

7

BENEFICIOS DE LA EMPATÍA

*E*n esta última sección quiero hablarte de los maravillosos beneficios de la empatía, mencionar y detallarte cada uno de ellos, con la finalidad de que puedas conocerlos y animarte aún más a desarrollar este hermoso arte y así ser capaz de obtener para tu vida todo su poder.

Como hemos explicado anteriormente, la empatía es una habilidad cognitiva y emocional, a través de la cual la persona que la posee es capaz de ponerse en los zapatos del otro y entender su realidad... cuando la persona ha logrado desarrollar esta habilidad, toma para sí una gran cantidad de beneficios que lo ayudan a incrementar la calidad de su vida; sobre esos beneficios quiero hablarte en esta sección... ¡no te desconectes!

Te ayuda a mejorar la comunicación.

Ser una persona empática trae muchísimos beneficios a tu vida, y uno de los más importantes es que te ayuda a comunicarte mejor, debido a que te permite poder entender tu propia realidad, comprenderla, aprender de ella, conocer tus emociones, regularlas, estar conscientes y defender lo que crees, mientras que, al mismo tiempo, te permite poder entender la realidad de los demás desde sus propios ojos, ponerte en su lugar, y comprender lo que esa otra persona siente, sin hacer tuyos esos sentimientos... todo lo anterior te permite comunicarte efectivamente desde la asertividad con otras personas.

Cuando eres una persona empática eres capaz de tener tus puntos de vista claros, pero sin que eso signifique imponérselo a los demás; adicionalmente, eres consciente de tu realidad y de tu perspectiva de vida, pero también eres capaz de entender (sin que eso signifique compartir) los puntos de vista de los demás, por ende, te comunicarás de una mejor manera con las personas de tu entorno.

Refuerza tu imagen en el liderazgo.

Ser una persona empática trae consigo el hecho de conocerte a ti mismo, de aprender a regularte, de explorar tus emociones y de saber cuál es su origen, todo esto conlleva a que te estás conociendo mejor a ti mismo, que estás expandiendo y profundizando tú relación contigo; a su vez, esa profundización te ayudará tener un autoestima y una autoconfianza sanas, lo que reafirmará en ti una imagen positiva, es decir, ya no mirarás al espejo y verás a un perdedor, sino que observarás a un ganador, a un líder, a una persona con buenos valores y con ganas de dar lo mejor de sí mismo cada día.

En resumen, ser empático te ayuda a cambiar la imagen y la mentalidad de derrota que tienes de ti mismo y de otros, ahora te verás como un ganador y podrás ser capaz de ver a otros de esa forma y de alegrarte por ellos... ser empático te ayudará a reforzar tu imagen de líder y protagonista de tu propia vida.

Fortalece las relaciones personales y profesionales.

El poder ser capaz de entender tu propia realidad y poder comprender la de otros, te ayudará a fortalecer las relaciones personales y profesionales que tienes con las personas de tu entorno, incluso, además de fortalecerlas, podrás resolver los problemas e inconvenientes que tengas con ellos de una forma armónica y velando por los intereses de todos los involucrados.

En muchas oportunidades, en cuanto a las relaciones interpersonales, permitimos que el ego nos consuma, que el 'tener la razón' nos nuble, que el orgullo y el egoísmo no nos permita ver más allá de nuestra propia nariz, es decir, más allá de nuestra propia realidad… cuando somos personas empáticas eso cambia, porque además de ver nuestras propias necesidades, nuestros propios intereses, y nuestro propio mundo, seremos capaces de ver la realidad de los demás, de entender por qué actúan de una determinada manera, de comprender su mundo, sus necesidades y sus intereses.

Te ayuda a cultivar una postura más constructiva.

Adicionalmente a los beneficios que ya hemos analizado, la empatía también ayuda a la persona que la ha desarrollado, a tener una personalidad más constructiva, lo que significa que es capaz de darle valor a otros, con esto no me refiero a regalarle a otras personas cosas materiales, sino de ofrecerle a otros valores como: palabras de aliento en momentos difíciles, creer en las capacidades y talentos de otras personas, crear espacios para tener conversaciones honestas y de calidad, regalar palabras que influyan en el crecimiento personal, profesional o espiritual, tener con otros actos de bondad y generosidad.

Nunca te confundas: la vida no se trata de una búsqueda interminable de comodidades, de llenarte de bienes materiales, de trabajar como loco y convertirte en una máquina de hacer dinero, sino, por el contrario, de cumplir con tu propósito de vida, el cual está integrado por cumplir con lo que te apasiona y ayudar a otros en el proceso.

Mejora tu capacidad de reconocer tus fortalezas y debilidades.

Jamás podrás ser una persona empática sino te conoces a ti mismo, por ende, en tu camino del desarrollo de la empatía, del poder entender a otros, de poder comprender la realidad de otras personas, también transitarás por el viaje del conocimiento personal, serás capaz de conocerte a ti mismo, de profundizar la relación que tienes contigo mismo, de aprender de ti, de tus emociones, y en definitiva comenzar a transitar el camino del desarrollo personal… todo lo anterior te ayudará a aprender a reconocer tus fortalezas y debilidades.

Muchas veces vivimos intentando conectar con otros, intentando entenderlos, intentando pertenecer a su mundo, intentando crear vínculos honestos y reales, pero… ¿cómo conectas con otros si ni si quiera eres capaz de conectar contigo mismo?

En base a lo anterior podemos afirmar que, si queremos ser personas empáticas, primero debemos comenzar por nosotros mismos, debemos empezar por entendernos verdaderamente a nosotros, de comprender por qué sentimos lo que sentimos, de entender nuestro mundo interior y nuestra realidad, para luego poder entender el mundo y la realidad de otros.

Te permite desarrollar la inteligencia emocional.

Si buscamos resumir todos los beneficios de la empatía en uno solo sería en este: nos ayuda a desarrollar la inteligencia emocional, y esto se debe a que, a través de la empatía somos capaces de:

- Conocernos profundamente a nosotros mismos.
- Entender nuestras emociones.
- Comprender la realidad de los demás.
- Comunicarnos de forma asertiva.
- Ayudar a otros desinteresadamente.
- Logramos comprender las emociones de

otros y por qué actúan de la forma en que lo hacen.

- Resolvemos conflictos de una forma inteligente.
- Aprendemos a regular nuestras emociones y a entender que no podemos hacer lo mismo con las emociones de los demás.

De esta manera podemos observar que la empatía y la inteligencia emocional están íntimamente relacionados, incluso uno de los componentes esenciales de la inteligencia emocional es la empatía.

CONCLUSIÓN

Estimado lector, has arribado al final de este maravilloso material que he preparado para ayudarte, y de esta manera puedo afirmar que tienes en tu conocimiento todo lo necesario para desarrollar esta gran habilidad de la empatía y convertirte en la mejor versión posible de ti mismo. Espero que hayas disfrutado el escuchar este libro, tanto como yo disfrute haciéndolo. A continuación, vamos a rememorar varios aspectos relevantes de la empatía, ¡para que nunca los olvides!

Ahora sí, ya estás listo para desplegar en tu vida el poder de la empatía.

En primer lugar, abordamos el análisis de los datos básicos de la empatía, como su desarrollo etimológico, su significado actual y la conexión con las neuronas espejo; en este sentido, podemos afirmar que la empatía tuvo una gran diversidad de significados, pasando por las dolencias y enfermedades y por ser definida como lo que ocurría dentro del ser humano cuando contemplaba alguna cosa, esto dentro del marco de la expresión artística. Finalmente, podemos concluir, que la empatía es una habilidad emocional y cognitiva del ser humano que le permite entender la realidad de los demás y comprender su mundo interior. Adicionalmente, abordamos el análisis de las neuronas espejo y de las etapas del desarrollo de la empatía en el ser humano.

En segundo lugar, pudiste conocer cómo es el perfil de las personas empáticas, cómo se comportan, qué hacen, cuáles habilidades tienen, y cuáles virtudes han desarrollado. En este orden de ideas, las personas empáticas son: altamente sensibles, capaces de reconocer y tratar las emociones de otros, intuitivos, capaces de recargar sus energías desde la naturaleza, tienen una gran bondad, valoran la curiosidad sana, tienen una mente abierta y flexible, y buscan soluciones en vez de problemas.

Por otra parte, también mencionamos las características propias de la empatía, como lo son: la elevada sensibilidad social, la capacidad de captar la comunicación no verbal de los demás, la retroalimentación social, el respeto hacia la conducta y sentimientos ajenos, y la habilidad para escuchar.

En cuarto lugar, hablamos sobre: consejos para desarrollar la empatía, las formas básicas de la misma, y los pasos que debemos seguir para potenciarla… dentro de estos temas diseminados en varias secciones, pudimos aprender lo siguiente:

- Para desarrollar la empatía necesitas aprender a escuchar a los demás, aprender a reconocer su lenguaje no verbal, la aplicación de la técnica de las 3 columnas, y aprender a recoger y devolver la emoción al otro.
- Existen 8 formas básicas de la empatía: conocer el mundo interno de otras personas, la imitación, la proyección intuitiva en la realidad del otro, la representación de los sentimientos de las otras personas, imaginar lo que sentiríamos en el lugar de la otra persona, el sufrimiento y la amabilidad empática.
- Puedes emplear 6 sencillos pasos para potenciar la empatía, que se basan en la

modificación de tu entorno y de tu mundo interior.

Para finalizar pudiste aprender sobre los maravillosos beneficios de la empatía.

¿Qué esperas? ¡Sé empático!